# RENSEIGNEMENTS

SUR

# CAUTERETS

PAR

Le Dr René SERRAND,

Médecin consultant aux Eaux de Cauterets,

Lauréat de la Faculté de Médecine de Paris,

Chevalier de la Légion d'honneur.

PARIS

ADRIEN DELAHAYE ET E. LECROSNIER, EDITEURS

PLACE DE L'ÉCOLE DE MÉDECINE

1882

RENSEIGNEMENTS

SUR

# CAUTERETS

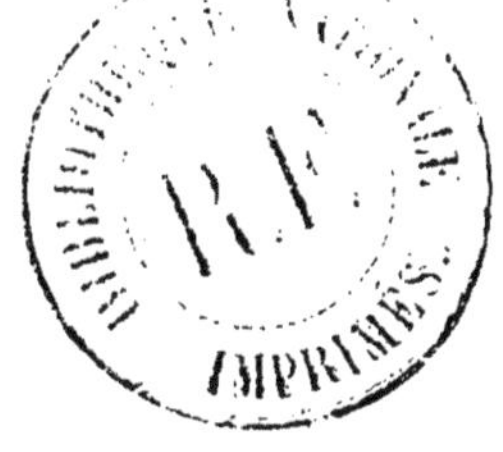

PAR

Le Dr René SERRAND,
Médecin consultant aux Eaux de Cauterets,
Lauréat de la Faculté de Médecine de Paris,
Chevalier de la Légion d'honneur.

PARIS
ADRIEN DELAHAYE ET E. LECROSNIER, EDITEURS
PLACE DE L'ÉCOLE DE MÉDECINE

1882

## DU MÊME AUTEUR :

**Rapports de la congestion pulmonaire et de la** pleurésie **aiguë avec épanchement,** 1878, 1 vol. in-8 de 104 pages.

**Essais sur des médicaments nouveaux : Hamamelis Virginica,** son **action thérapeutique,** 1881, 1 vol. in-8.

*Pour paraître prochainement :*

**Stations d'hiver : Valescure, son climat, ses indications.**

# RENSEIGNEMENTS

## SUR

# CAUTERETS

---

## AVANT-PROPOS.

Tous les ans, au moment de rejoindre Cauterets, nous recevons de nombreuses demandes de renseignements sur cette station thermale ; nous avons cru utile de résumer en une courte notice ce qui pourrait intéresser le malade et le médecin désireux d'avoir quelques détails sur nos eaux.

Ceci n'est donc qu'une simple causerie.

---

## CONDITIONS CLIMATÉRIQUES.

Le voyageur quitte le chemin de fer à la station de Pierrefite (19 h. de Paris par l'Express) pour pénétrer dans une gorge sinueuse qui en deux heures de voiture le conduit à Cauterets.

Ce défilé est un des plus beaux des Pyrénées, les roches effrayantes, les masses de verdure de tous les tons et les eaux rebondissantes du Gave forment un contraste saisissant avec le riant paysage de la vallée d'Argelès.

La petite ville de Cauterets (Hautes-Pyrénées), 1800 habitants, est située à 932 mètres au-dessus du niveau de la mer, dans une vallée pittoresque bien abritée des vents. Les montagnes boisées qui l'entourent et lui donnent la forme d'un cirque traversé par les eaux tumultueuses du Gave reposent les yeux par leur coloration verte en même temps qu'elles distraient le regard par la variété de leurs contours et par les habitations dont elles sont parsemées.

En été les chaleurs y sont modérées, l'air y est léger et excessivement pur, il doit ses qualités sédatives au calme des couches inférieures de l'atmosphère et ses propriétés toniques à l'altitude. Ce climat convient donc tout particulièrement aux anémiques, aux nerveux, aux impressionnables.

Il n'y a jamais eu d'épidémie à Cauterets, les conditions hygiéniques de cette station sont excellentes et ne peuvent qu'aider l'action thérapeutique des eaux.

## CAUTERETS D'AUTREFOIS.

Cauterets a une origine ancienne, ses thermes auraient reçu la visite de Jules César et plus tard de l'Empereur Auguste, en tout cas il est certain que les Romains faisaient usage des sources de César et de Pauze-Vieux et y avaient établi des bains qui depuis ont été utilisés jusqu'à nos jours.

En 945, les moines Bénédictins de Saint-Savin reçurent de Raymond, comte de Bigorre, la propriété de la vallée et des eaux de « Cauterès », à la charge de veiller à la conservation des fontaines et des cabanes voisines, et ce sont encore huit paroisses de la vallée de Saint-Savin qui possèdent aujourd'hui ces sources.

C'est à Cauterets que venait se baigner Marguerite de Valois, reine de Navarre, la charmante sœur de François Ier.

## CAUTERETS ACTUEL.

### LA SAISON.

Vers la fin du mois de juin et durant les mois de juillet et d'août, le vieux village pyrénéen se transforme en une élégante ville d'eaux : voitures traînées par des attelages à quatre, cavaliers, amazones, montés sur des chevaux fringants de Tarbes, familles plus paisibles confiant à des ânes résignés le soin de leur montrer les beautés du Lac de Gaube, puis donnant au tableau une couleur toute locale, guides au galop, avec leur teint basané, leur figure énergique coiffée du béret national, leur long bâton à pointe de fer à la main et leurs fouets à manches courts ornés de pompons rouges en sautoir ; tout cela, au milieu du bruit des grelots des chevaux, des échos de la musique et du bruissement du Gave, grâce au soleil, s'agite et pétille avec des accents de gaieté et permet au promeneur d'attendre le moment qui sépare le verre d'eau de la Raillère du bain de César.

Cauterets est avant tout une station médicale de premier ordre, la plus riche par l'abondance de ses sources et leurs qualités thérapeutiques et une des plus avancées par son installation balnéaire et son aménagement hydrothérapique, aussi reçoit-elle chaque saison plus de 10,000 étrangers ; mais c'est aussi le rendez-vous des touristes et si les convalescents se contentent des pelouses ombragées du Parc, des lacets pittoresques du Cambasque et de la riante promenade du Mamelon-Vert, les excursionnistes se dirigent vers le Pont d'Espagne et le lac de Gaube, ils font l'ascension du Vignemale, celle du Moné ou du Cabaliros et visitent le Pic d'Enfer, la brèche de Rolland et le cirque de Gavarnie.

L'importance médicale de la station de Cauterets devait forcément y attirer le luxe et les plaisirs des grandes villes d'eaux ; les distractions n'y font pas défaut : dans la journée, musique sur les promenades, courses de taureaux ; le soir, les baigneurs ont le choix entre le théâtre du grand Casino et celui du Casino-Club.

Les hôtels sont nombreux et confortables, il y en a même de luxueux ; les maisons particulières qui reçoivent chaque année une grande quantité de baigneurs sont toutes d'une exquise propreté ; avec leurs parquets de sapin, leurs rideaux blancs, elles rappellent les habitations de la Suisse.

Le traitement balnéaire est suivi à Cauterets du 15 juin au 15 septembre par les malades payants, avant cette époque et après on y soigne les indigents qui eux aussi y viennent chaque année en foule.

Les mois de juillet et d'août sont ceux qui offrent les meilleures conditions climatériques, surtout pour la grande catégorie des malades atteints d'affections des voies respiratoires, qui doivent éviter les variations de température et l'humidité des brouillards que l'on rencontre au printemps et en automne dans tous les pays de montagne.

Signalons la possibilité de faire à Cauterets une cure de petit-lait.

## LES EAUX.

Cauterets possède 24 sources bien distinctes qui jaillissent sur le flanc de trois montagnes séparées et sont captées et utilisées à leur lieu d'émergence; elles donnent ensemble un débit d'environ 2 millions de litres d'eau en 24 heures qui alimentent neuf grands établissements thermaux.

Trois font partie de la ville même, ce sont: les Thermes des Œufs, les Thermes de César et les Néothermes.

Deux sont situées à 120 mètres au-dessus de la ville et à l'Est sur la montagne du pic des bains, ce sont : Pauze-vieux et Pauze-nouveau ou vieux César d'en haut.

Au sud et à 1.200 mètres environ de la ville on trouve la Raillière et le Petit St-Sauveur, le Pré et le Bois, ainsi que la buvette de Mauhourat.

Les eaux de Cauterets se prennent en boisson, en gargarisme, en humage, en pulvérisation, en bain de baignoire et bain de piscine. Cauterets possède la piscine d'eau sulfureuse à eau courante la plus vaste de l'Europe, elle a 20 mètres de long sur 8 de large et des appareils gymnastiques y sont placés à fleur d'eau. Plusieurs établissements ont une organisation hydrothérapique des plus complètes, on y donne toutes les douches grandes et petites à toutes les températures et avec des eaux de composition différente : eau froide du Gave, eau sulfureuse refroidie à l'abri de l'air, eau tempérée et eau des différentes sources sulfureuses à leur température d'émergence, ce qui permet de passer brusquement ou par transition de 6° c. à 44° c. et donne ainsi la possibilité de combiner le traitement hydrothérapique avec le traitement hydro-minéral.

Les eaux de Cauterets sont des *eaux sulfureuses sodiques chaudes* naturelles de la région pyrénéenne, contenant du soufre, des chlorures et des alcalins; le sulfure de sodium et les silicates alcalins (silicate de soude, de chaux et de magnésie) sont les éléments dominants, mais de même que la température varie de 16° c. à 55° c., la composition elle aussi est différente suivant les sources et cette différence ne consiste pas seulement dans une variation de quantité du principe sulfureux, mais bien dans des modifications de proportion entre l'élément sulfureux et l'élément alcalin, dans la balance de leur association, dans la prépondérance de l'un sur l'autre. Aussi aurait-on tort de croire que cette station thermale possède une seule eau plus ou moins sulfurée, puisque, à côté de sources dans lesquelles c'est au soufre que revient l'action prépondérante, nous en trouvons d'autres ou c'est au contraire à l'élément alcalin que l'on doit rapporter les modifications imprimées à l'organisme.

L'*action physiologigue* des eaux de Cauterets se traduit, suivant l'expression de Bordeu, par un *remontement général*, sans troubler l'harmonie des principales fonctions de l'organisme ; une fois absorbées, elles excitent la circulation générale, capillaire et lymphatique; cette excitation physiologique peut-être dépassée, alors ce n'est plus une stimulation progressive et insensible mais une *action pathogénique* qui produit la grippe thermale de M. Pidoux, dont les symptômes varient depuis le simple coryza jusqu'à la fluxion des poumons (1).

Ces symptômes peuvent même devenir plus profonds, plus persistants et plus graves et prendre l'aspect typhique ; du côté de la peau il peut y avoir des macules et des éruptions.

Ces accidents ne s'observent que chez les personnes qui exagèrent les doses ou s'adressent à des sources qui ne correspondent pas à leur état pathologique, ils ne se produisent jamais lorsque l'emploi des eaux est sagement dirigé.

L'usage du laryngoscope, avec lequel on peut suivre pas à pas l'effet des eaux sur la muqueuse laryngienne, permet au médecin de reconnaître les premières manifestations d'excitation thermale et de modifier le traitement en ayant recours à des sources plus sédatives et des doses plus faibles ou de le suspendre momentanément, afin d'éviter la *congestion thermale du larynx* (coloration rouge framboisée caractéristique de tout le vestibule laryngien), qui pour nous est le premier signe de la *saturation thermale.*

(1) Gigot-Suard. Précis sur les Eaux de Cauterets, 1872.

Disons le en passant, nos eaux sont des agents puissants qui peuvent-être, suivant leur emploi, des moyens bienfaisants ou perturbateurs, et les poussées thermales même qu'elles peuvent produire répondent aux assertions de ceux qui sembleraient ne voir dans le traitement hydro-minéral que des moyens de distraction et un prétexte à changement de milieu.

## TRAITEMENT HYDRO-MINÉRAL

Il serait imprudent de s'adresser indifféremment à une source quelconque de Cauterets.

De la diversité de composition, de la diversité de proportion et d'association entre les principes minéralisateurs, de la température plus ou moins élevée des sources naît la diversité de leur application à tel ou tel état pathologique et aussi à tel ou tel malade.

Il faut encore tenir compte du mode d'administration, du dosage des eaux et du procédé balnéaire.

Déjà en 1824, Camus, cet observateur si distingué, disait des eaux de Cauterets : « Un verre d'eau de plus ou de moins bu à domicile plutôt qu'à la source ; quelques gouttes de lait ajoutées à celles que l'on prend pures, un demi-bain substitué à un entier... ne suffisent-ils pas pour dégager souvent une poitrine oppressée et à rendre de facile digestion une eau lourde ou trop active. »

Avant de désigner un traitement, il convient d'apprécier l'*état des forces* ; il faut ensuite examiner ce que Noël Guéneau de Mussy (1) appelle les *modalités*

(1) Noel Guéneau de Mussy. Clinique médicale, p. 19.

*constitutionnelles physiologiques*, c'est-à-dire le tempérament, l'âge, le sexe, les habitudes hygiéniques, enfin, il est indispensable de tenir compte des *modalités constitutionnelles morbides*, prédispositions diathésiques et prédispositions confirmées.

Il est admis en clinique médicale que, au point de vue thérapeutique, la maladie doit s'effacer derrière le malade, mais c'est surtout lorsqu'il s'agit de médecine thermale qu'il ne faut pas oublier qu'il n'y a pas de maladies, mais seulement des malades, car c'est là surtout qu'il faut savoir subordonner l'indication thérapeutique à l'individualité diathésique.

« Nos thermales, écrivait Camus, doivent être tourmentées et subir dans leur application des changements aussi nombreux qu'il y a de malades différemment organisés, d'une susceptibilité plus ou moins capricieuse et affligés de maux de nature et d'intensité diverses; l'on doit s'occuper en un mot autant du malade que de la maladie ».

Souvent on observe au début du traitement, surtout chez certains malades, de l'agitation avec privation de sommeil, parfois la toux devient plus intense, si la direction n'était pas prudente, cette excitation irait en augmentant et bientôt différents phénomènes de congestion rendraient l'emploi des eaux impossible.

De là cette règle, pour nous, de diviser le traitement en trois périodes :

Un *traitement de début*, progressif comme doses et comme choix des sources est tout d'abord institué, ce n'est qu'au bout de six à sept jours, et après plusieurs examens que le malade passe au *traitement complet;* si à cette époque le calme ne s'est pas démenti, si le sommeil et l'appétit se sont maintenus, enfin si l'examen laryngoscopique ne décèle aucun signe de congestion thermale du larynx, alors on peut considérer la *tolérance* comme établie et être sûr de conduire à bien la médication hydro-minérale.

Il nous semble nécessaire de ne pas interrompre brusquement une médication portée progressivement à son summum, c'est pour cela qu'un *traitement de déclin* permet, suivant les résultats déjà obtenus, de diminuer insensiblement les doses ou de revenir à des sources plus sédatives.

Le médecin a souvent à lutter contre le penchant des malades à faire un usage exagéré des eaux. Beaucoup croient que les résultats sont en rapport avec le nombre des verres d'eaux ingérés. Il faut leur faire comprendre que *ce n'est pas dans la quantité que réside l'action curative*, en leur montrant que dans sa saison un malade ne dépasse pas une moyenne de dix litres d'eau minérale. Or, chaque litre contenant à peine 2 centigrammes de principes minéralisateurs en dissolution, si le malade, au lieu de boire le quart ou le demi-verre prescrit, en ingurgite deux ou trois, il n'arrivera pas à déplacer sensiblement le chiffre de 20 *centigrammes, total des principes absorbés pendant toute une saison.*

Dans nos eaux les plus puissantes, les principes minéralisateurs n'existent qu'à la dose de quelques milligrammes, certains même, auxquels la clinique attribue une valeur curative, n'y existent qu'à l'état de traces.

Combien faudrait-il boire de verres d'eaux pour augmenter la masse médicamenteuse?

Enfin n'est-il pas reconnu dans la médecine hydro-minérale que souvent ce ne sont pas les eaux les plus fortes qui sont les plus actives!

Tout ceci doit être rappelé au malade, afin de le mettre en garde contre la disposition trop commune à l'exagération des doses.

### INDICATIONS DES EAUX DE CAUTERETS.

La grande indication thérapeutique de Cauterets au point de vue diathésique est tout à fait nette : l'*arthritisme*, quelles que soient ses manifestations et ses localisations, trouve, dans les sources de cette station, des eaux puissamment modificatrices.

En dehors de cette grande indication, on peut dire que quelques-unes de ces sources ont une action spéciale sur les *organes de la respiration*, tandis que d'autres ont une action élective très nette sur l'*organe utérin*.

On emploie avec succès les eaux de Cauterets dans les maladies suivantes :

Susceptibilité catarrhale de la muqueuse aérienne, coryza chronique, catarrhe rétro-pharyngien, pharyngite et laryngite chroniques, emphysème pulmonaire, catarrhe bronchique, pleurésie chronique, phthisie accidentelle débutante, rhumatisme chronique, leucorrhée, catarrhe, engorgement utérin, syphilides chroniques.

A propos de la phthisie, nous tenons à bien poser les indications des sources de Cauterets.

Elles sont d'une grande efficacité, lorsqu'il s'agit de la *forme pneumonique* ou la lésion est tout et l'état général n'est rien ; la *phthisie acquise*, autrement dit *accidentelle*, guérit à Cauterets.

Quant à la *phthisie granuleuse*, qui est ou héréditaire ou innée, phthisie primitivement générale où il y a imprégnation complète de la constitution par la diathèse, où souvent l'altération locale est imperceptible, tandis que les sympômes généraux sont menaçants, elle ne trouvera pas plus à Cauterets qu'aux Eaux-Bonnes, ni ailleurs, un traitement efficace.

Cependant nos eaux pourront encore constituer un *traitement de prophylaxie* d'une haute utilité chez les jeunes sujets qui portent tous les signes présomptifs de la phthisie pulmonaire ; on pourra surtout espérer des résultats chez les descendants de parents qui ne sont pas tuberculeux, mais qui sont affaiblis par la scrofule, la syphilis, le diabète, l'alcoolisme ou par de mauvaises conditions hygiéniques.

## CONTRE-INDICATIONS DES EAUX DE CAUTERETS.

Pléthoriques, apoplectiques, cardiaques, diabétiques, dispeptiques, diarrhéiques, à moins que la dartre ne prédomine.

## QUELQUES APPLICATIONS THÉRAPEUTIQUES DES SOURCES DE CAUTERETS.

Parmi ses 24 sources, Cauterets en possède plusieurs qui sont employées avec succès dans le *rhumatisme :* *César* et les *Espagnols* pour le rhumatisme articulaire chronique ; le *Pré*, dont l'eau imprime une vive réaction à la peau, est utilisé pour le rhumatisme musculaire ancien, avec atonie générale.

Les *Œufs*, dont l'eau ravive la vitalité des tissus et *César* qui est excitant, sont donnés dans les rhumatismes sans réaction, tandis que les *Espagnols* sont prescrits de préférence aux rhumatisants nerveux.

L'eau du *Bois*, sans analogue dans la station, donne de grands succès dans le rhumatisme avec éréthisme nerveux, et aussi dans les anciennes et opiniâtres névralgies ; cette source produit des cures remarquables ; elle suffirait à elle seule pour faire la réputation d'une station hydro-minérale.

Enfin l'eau de la *Raillère* peut être donnée s'il y a anémie, cachexie rhumatismale, et l'on a un précieux auxiliaire dans l'eau de *Mauhourat* par son action sur les reins et sur les voies digestives.

Ces eaux rendent aussi de grands services dans les cas ou le rhumatisme est lié à l'existenee d'une blenorrhée.

La contre-indication serait un état aigu, enfin on n'enverrait pas plus à Cauterets qu'à d'autres eaux un rhumatisant cardiaque.

Ce rapide exposé du traitement du rhumatisme par les eaux de Cauterets, suivant ses formes, ses localisations et le tempérament du sujet, nous montre la diversité et la richesse thérapeutique des sources de cette station.

A côté de la *Raillère*, la source si connue des maladies chroniques des voies respiratoires, nous avons à notre disposition *Mauhourat* qui renferme des doses infinitésimales de soufre, 0,016 par litre et 0,062 de silicate de soude et des traces de lithine.

*Mauhourat* est d'une efficacité réelle dans les cas de *diathèse urique* ; cette eau, puissamment modificatrice des fonctions du rein, active la sécrétion de l'urine et détermine l'émission d'urates, on l'a comparée à l'eau de Contréxeville atténuée.

Cette source nous semble tout particulièrement utile lorqu'un malade, atteint d'une affection des voies respiratoires, est en puissance de diathèse urique.

L'action rénale de Mauhourat ne doit pas nous faire oublier l'heureuse influence qu'elle exerce sur les fonctions digestives.

Si la réputation de Cauterets n'était pas tellement faite, que l'idée de maladie du larynx appelle immédiatement celle d'une intervention au moyen de ses eaux, nous sommes persuadé que cette station se serait fait rapidement une spécialité médicale au point de vue des *maladies utérines*.

Deux sources sont surtout employées avec succès : le *Rocher* et le *Petit-Saint-Sauveur*.

Le *Rocher*, source sulfureuse, température 35° centigrades, contient un peu de fer. Son eau se donne seule ou combinée avec la source de Rieumiset, sous forme de bains et de douches.

Le *Petit-Saint-Sauveur* est le produit de deux sources, source vieille et source nouvelle, température 34° centigrades, qui jaillissent au pied de la montagne de Lutour.

Eau très douce et très onctueuse, à la fois tempérante et tonique, le *Petit Saint-Sauveur de Cauterets* possède toutes les qualités de Saint-Sauveur de la vallée de Luz et correspond aux mêmes indications.

Elle donne des résultats remarquables dans les affections chroniques de l'utérus et est un des moyens les plus puissants que nous possédions pour guérir les engorgements de cet organe et pour amender les métrites chroniques parenchymateuses, surtout chez les arthritiques.

Cette maladie, dont l'évolution a été si bien décrite par

le Dr Chéron à sa clinique et dans ses Annales de Gynécologie, trouve dans le Petit Saint-Sauveur le meilleur de tous les moyens thérapeutiques.

En effet l'analyse a démontré, dans cette eau de sulfuration et d'alcalinité moyennes, la présence de la lithine et elle y trouve des traces très nettes d'alumine, d'arsenic, de fer, de manganèse, de zinc et de cuivre.

Le traitement de toute affection utérine doit être, d'après le Dr Chéron, un *traitement médullaire*, un *traitement local* et un *traitement diathésique*.

L'eau du Petit Saint-Sauveur remplit cette triple indication :

La présence en quantité notable du *zinc* explique l'action bienfaisante de ses bains sur la *névralgie lombo-abdominale* et sur l'*irritation spinale* localisée dont elle est l'expression.

La *sulfuration* et l'*alcalinité*, la *barégine* ainsi que la *thermalité inférieure* à celle du corps humain de cette eau douce et onctueuse en font un *agent décongestionnant* de premier ordre pour le *traitement local*.

Quant au *traitement diathésique*, il trouve des éléments de rénovation complète dans le *sulfure de sodium* et la *lithine*, et dans ces reconstituants de premier ordre : l'*arsenic*, le *fer* et le *manganèse*. L'influence des sels de lithine dans les maladies liées à un excès d'acide urique dans l'économie est incontestable.

Restent le *cuivre* et l'*alumine* dont l'action utile se manifeste sur les leucorrhées.

La malade boit à Mauhourat, source éminemment diurétique et eupeptique et qui, elle aussi, grâce à ses principes alcalins et à ses sels de lithine, agit sur la diathèse urique.

Lorsque l'état de la malade le permet, on ajoute au traitement du Petit Saint-Sauveur quelques douches écossaises dirigées sur la région lombaire et on obtient ainsi une action médullaire des plus favorables; sous l'influence de ce traitement, les centres d'innervation reprennent leur tonicité première, les troubles congestifs se dissipent et on observe la reprise du travail de régression utérine.

Je n'ai pas besoin de rappeler les effets curatifs des sources de Cauterets dans les *affections chroniques des voies respiratoires*, ce traitement est classique, et chaque année les chanteurs de nos grandes scènes lyriques et les orateurs du barreau de la Chambre et du clergé viennent en foule soigner leur larynx à Cauterets.

L'emphysème pulmonaire est amélioré par les eaux de Cauterets et l'on en a la preuve dans les résultats obtenus à la Raillère dans la pousse ou emphysème pulmonaire des chevaux.

Je signalerai, en dernier lieu, l'action essentiellement tonique, reconstituante des eaux de Cauterets; elles sont précieuses dans toutes les *débilités*, celles de l'enfance comme celles du vieillard, convalescence longue, épuisement général, un exemple :

Tous les ans on voit arriver à la Raillère les étalons épuisés des haras de Tarbes et de Pau que l'on renvoie refaits, luisants et vigoureux après une saison d'eau. Ceci justifie le mot de *Bordeu* :

« La Raillère est la source du remontement de l'économie. »

Nous venons donc de voir que les eaux de Cauterets impriment à l'organisme des modifications à la fois locales et générales ; que ce sont là des médicaments puissants et, comme le disait Gubler : « des médicaments vivants, agissant non seulement par leur minéralisation, mais encore par leur thermalité et par leur électricité, enfin par un véritable dynamisme qui les anime depuis les profondeurs ignées de leur origine. »

*Analyse chimique des trois sources:* *de* **César, la Raillère, Mauhourat,** *faite par MM. Filhol, professeur de chimie à la Faculté des sciences de Toulouse, et O. Réveil, professeur agrégé à la Faculté de Médecine et à l'Ecole de Pharmacie de Paris.*

## SOURCE DE CÉSAR.

**Température, 48° c. — Eau, 1 kilogramme.**

| | |
|---|---|
| Sulfure de sodium | 0.0239 |
| Sulfure de fer | 0.0004 |
| Chlorure de sodium | 0.0718 |
| Chlorure de potassium | traces |
| Carbonate de soude | traces |
| Sulfate de soude | 0.0080 |
| Silicate de soude | 6.0656 |
| Silicate de chaux | 0.0451 |
| Silicate de magnésie | 0.0007 |
| Borate de soude | traces |
| Phosphate de chaux | traces |
| Phosphate de magnésie | traces |
| Iodure de sodium | traces |
| Fluorure de calcium | traces |
| Matière organique | 0.0450 |
| Total | 0,2605 |

| | |
|---|---|
| Gaz azote | 22cc,33 |
| Gaz oxygène | traces |

## SOURCE DE LA RAILLÈRE.

**Température, 40° c. — Eau, 1 kilogramme.**

| | |
|---|---|
| Sulfure de sodium | 0,0177 |
| Sulfure de fer | traces |
| Chlorure de sodium | 0,0598 |
| Chlorure de potassium | traces |
| Carbonate de soude | traces |

| | |
|---|---|
| Sulfate de soude........................ | 0.0467 |
| Silicate de soude........................ | 0.0081 |
| Silicate de chaux........................ | 0.0324 |
| Silicate de magnésie..................... | traces |
| Borate de soude.......................... | traces |
| Iodure de sodium......................... | traces |
| Fluorure de calcium...................... | traces |
| Silice................................... | 0.0195 |
| Matière organique........................ | 0.0350 |
| Phosphate de chaux....................... | traces |
| Phosphate de magnésie.................... | traces |
| Total.................. | 0.2192 |

| | |
|---|---|
| Gaz azote.......... | 22cc,50 |
| Gaz oxygène........ | traces |

## SOURCE DE MAUHOURAT.

**Température, 50° c. — Eau, 1 kilogramme.**

| | |
|---|---|
| Sulfure de sodium........................ | 0.0135 |
| Sulfure de fer........................... | 0.0004 |
| Chlorure de sodium....................... | 0.0800 |
| Chlorure de potassium.................... | traces |
| Carbonate de soude....................... | traces |
| Sulfate de soude......................... | 0.0075 |
| Silicate de soude........................ | 0.0625 |
| Silicate de chaux........................ | 0.0450 |
| Silicate de magnésie..................... | 0.0007 |
| Borate de soude.......................... | traces |
| Iodure de sodium......................... | traces |
| Fluorure de calcium...................... | traces |
| Phosphate de chaux....................... | traces |
| Phosphate de magnésie.................... | traces |
| Matière organique........................ | 0.0460 |
| Total.................. | 0.2556 |

| | |
|---|---|
| Gaz azote.......... | 23cc,90 |
| Gaz oxygène........ | traces |

*Analyse chimique de la* **Source ancienne** *et de la* **Source nouvelle du Petit-Saint-Sauveur de Cauterets,** *faite par M. le Dr F. Garrigou, de Toulouse.*

## SOURCE ANCIENNE DU PETIT-SAINT-SAUVEUR.

**Température, 34° c. — Eau, 1 litre.**

| | |
|---|---|
| Soufre dosé par le procédé dit sulfhydrométrique | 0gr.0060 |
| Soufre dosé par la balance | 0 0031 |
| Soufre réel à l'état de combinaison avec les alcalis ou avec l'hydrogène | 0 0031 |
| Soufre à l'état d'hyposulfite alcalin | 0 0005 |
| Acide sulfurique | 0 0098 |
| Silice | 0 0562 |
| Acide carbonique | 0 0002 |
| Chlore | 0 0225 |
| Soude | 0 0629 |
| Potasse | 0 0022 |
| Lithine | Très sensible |
| Ammoniaque | Traces |
| Chaux | 0 0061 |
| Magnésie | Traces |
| Alumine | Traces |
| Fer, Manganèse, Nickel, Cobalt et Zinc | Traces très nettes |
| Cuivre, Plomb et Arsenic | Traces très nettes |
| Matière organique | Sensible, non dosée |
| Total | 0gr.1635 |
| Poids total obtenu par la balance, en pesant l'eau directement | 0gr.1690 |

## SOURCE NOUVELLE DU PETIT-SAINT-SAUVEUR.

**Température, 34° c. — Eau, 1 litre.**

| | |
|---|---|
| Soufre dosé par le procédé dit de la Sulfhydrométrie | 0gr.0059 |
| Soufre dosé par la balance | 0 0038 |
| Soufre réel à l'état de combinaison avec les alcalis ou avec l'hydrogène | 0 0038 |
| Soufre à l'état d'hyposulfite alcalin | 0 0005 |
| Acide sulfurique | 0 0262 |
| Silice | 0 0540 |
| Acide carbonique | 0 0001 |
| Chlore | 0 0286 |
| Soude | 0 0652 |
| Potasse | 0 0065 |
| Lithine | Très sensible |
| Ammoniaque | Traces |
| Chaux | 0 0064 |
| Magnésie | 0 0004 |
| Alumine | Traces |
| Fer, Manganèse, Zinc, Cobalt et Nickel | Traces |
| Cuivre, Plomb et Arsenic | Traces |
| Matière organique | Sensible, non dosée. |
| Total | 0gr.1917 |
| Poids total obtenu par la balance en pesant l'eau directement | 0gr.1880 |

**TABLEAU classant les sources de Cauterets suivant leur degré de**

| SULFURATION. | ALCALINITÉ. | CHLORURE DE SODIUM. |
|---|---|---|
| 1° César. | Espagnols. | Œufs. |
| 2° Espagnols. | César. | Mauhourat. |
| 3° Pauze-Vieux. | Mauhourat. | Pauze-Vieux. |
| 4° Groupe des Œufs. | Pauze-Vieux. | Le Bois. |
| 5° La Raillère. | Groupe des Œufs. | César. |
| 6° Le Pré. | Le Bois. | Les Espagnols. |
| 7° Mauhourat. | La Raillère. | La Raillère. |
| 8° Le Petit St-Sauveur. | Le Petit St-Sauveur. | |
| 9° Le Rocher. | | |
| 10° Le Bois. | | |
| 11° Rieumiset. | | |

## LES PROMENADES DE CAUTERETS (1).

**Esplanade des Œufs, Cambasque, Mamelon Vert, Le Parc, Hameau de Cancéru, La Reine Hortense, La Glacière.**

Au-devant des Thermes et du Casino, se déroule une vaste esplanade plantée d'arbres en quinconces ; elle offre un des plus jolis coups d'œil que l'on puisse rêver : c'est la *Promenade des Œufs*. Pendant la saison, un kiosque élégant reçoit toutes les après-midi l'orchestre du Casino : trois fois par semaine des bals d'enfants s'y organisent. De petits châlets coquets et bien alignés, bordant la place dans toute sa longueur, abritent de nombreux marchands et industriels : des tirs, des jeux de

(1) Notice sur les Eaux minérales de Cauterets, Bordeaux, J. Durand.

toutes sortes s'offrent à la distraction de l'étranger. Le soir, lorsque des milliers de personnes viennent y respirer la fraîcheur, et que les toilettes les plus coquettes y sont rassemblées, la place présente un aspect féerique.

Derrière la Promenade des Œufs se trouve la montagne de *Cambasque*, où l'on a pratiqué un chemin bordé de pelouses bien entretenues et planté d'arbres à une certaine hauteur : on arrive toujours en zigzags et par une pente insensible au sommet, d'où l'œil embrasse un panorama délicieux : promenade très agréable, peu fatigante ; les malades peuvent la faire sans peine.

La promenade du *Mamelon Vert* s'étend à deux kilomètres de Cauterets ; la vue se repose sur des massifs de verdures, de frais ombrages bordent la route unie d'un bout à l'autre : c'est le rendez-vous des cavaliers.

Une des plus pittoresques sans sortir de la plaine, la promenade de *Cancéru*, longe le Parc, et s'étend bien au delà ; des champs de maïs, de verts pâturages, les petites maisons de bergers sur le flanc de la montagne passent successivement devant les yeux.

La Société des Eaux vient d'acheter le beau domaine du *Parc*, dont les vertes pelouses et les promenades plantées d'arbres séculaires sont mises gracieusement à la disposition du public.

La *Grange de la Reine Hortense*, promenade très facile : magnifique point de vue sur les vallées d'Argelès et de Lourdes : de nombreuses parties de plaisir agrémentées de repas champêtres y sont organisées pendant la saison.

A sept cents mètres de Cauterets se trouve la *Glacière*, gorge étroite où ne pénètrent jamais les rayons du soleil et qui contient d'immenses quantités de glaces, très curieuses à visiter.

## EXCURSIONS-ASCENSIONS.

*Saint-Savin*, aller et retour à pied, deux heures et demie : l'église de Saint-Savin est l'édifice roman le plus remarquable des vallées pyrénéennes : absides du onzième siècle : clocher octogonal du quatorzième siècle ; buffet de l'orgue en boiserie du seizième siècle ; tombeau de saint Savin orné d'arcatures antérieures au onzième siècle ; on remarque surtout, au-dessus, deux grands tableaux à neuf compartiments chacun, représentant des détails curieux du dixième et du onzième siècle.

*Monné* (2,724 mètres), montée trois heures, descente deux heures. Du sommet, le coup-d'œil est très étendu : vue des plaines de Tarbes et du Béarn, des cimes du Vignemale, visibles de cinquante lieues, du Mont-Perdu, du Pic du Midi ; enfin au loin, par un temps favorable, apparaît la mer de Biarritz.

*Lac Bleu*, cinq heures aller et retour. Le lac, aux eaux limpides et du plus beau bleu, bordé d'éboulis et de ruines, forme un paysage de l'aspect le plus grandiose et le plus sauvage.

*Cabaliros*. — « J'ai vu, dit M. Wallon, peu de panoramas comparables à celui du Cabaliros ; horizons admirables du côté de la plaine, disposition merveilleuse des sommets du côté de la chaîne, rien n'y manque. »

*Pont d'Espagne*, à une heure et demie de Cauterets. Cinq ou six poutres de sapin, de dix mètres de long, appuyées de chaque bout sur deux masses de granit taillées d'aplomb d'une hauteur d'environ soixante pieds, de largeur et de longueur inconnues : tel est ce pont au-dessous duquel se trouve un effrayant abîme ; la chute du pont d'Espagne est célèbre.

*Lac de Caube* (1,888 mètres), à trois heures de Cauterets : le plus important de la chaîne, sa superficie dépasse dix-huit hectares ; c'est un des lacs les plus visités des Pyrénées : une hôtellerie confortable y est installée, les truites du lac de Gaube sont renommées ; encaissé entre des montagnes arides, il reflète les glaces et les pyramides du Vignemale : le tableau est admirable.

*Vignemale* (3,290 mètres), montée sept heures trente, la plus haute montagne des Pyrénées françaises : le glacier, l'un des plus beaux, semble « une ville de glaces changée en ruine par quelque catastrophe » (Russell).

*Gavarnie et Brèche de Rolland.* — Excursion à faire en deux jours avec visite à Luz (église fortifiée), et Saint-Sauveur (pont en pierre, dont la clef de voûte domine le gave de 65 mètres). Le cirque de Gavarnie (3,600 mètres de développement à sa base) est un des sites les plus grandioses des Pyrénées.

*Pic d'Enfer* (3,200 mètres), montée huit heures, vue des plaines espagnoles inondées de lumière, et formant un saisissant contraste avec les vingt lacs glacés qui vous entourent.

Parmi les nombreuses et intéressantes excursions à

faire dans les environs de Cauterets, nous citerons encore les cascades de Cerisey et de Bousset, avant d'arriver au Pont d'Espagne ; la vallée de Lutour, et la fruitière de Lutour, les lacs d'Estom-Soubiran, le col de Riou qui sert de communication directe entre la vallée de Cauterets et la vallée de Luz ; splendide point de vue sur les deux vallées ; les bains de Panticosa.

Parmi les ascencions, les Pics de Gabietou, du Cylindre de Marboué, de Viscos, d'Ardinen et du Balaïtous (3,146 mètres).

---

## Renseignements généraux

### LE VOYAGE

| POINT DE DÉPART. | LIGNE SUIVIE. | DISTANCE. | DURÉE du trajet. | PRIX 1re cl. | PRIX 2e cl. | PRIX 3e cl. |
|---|---|---|---|---|---|---|
| | | kilomètres | heures | fr. c. | fr. c. | fr. c. |
| PARIS | Bordeaux, Pau, Lourdes............ | 878 | 19 | 108 » | » » | » » |
| PARIS | Bordeaux, Tarbes, Lourdes......... | 873 | 21 | 107 50 | » » | » » |
| PARIS | Limoges, Agen, Auch et Tarbes..... | » | 30 | » » | 78 50 | 57 » |
| LYON | Cette............................ | 772 | 16 | 95 15 | 71 30 | 52 30 |
| LYON | Saint-Étienne.................... | 764 | » | » » | 64 95 | ........ |
| MARSEILLE | Cette............................ | 600 | 13 | 73 90 | 55 40 | 40 60 |
| LILLE | Paris............................ | 1,128 | 33 | 130 25 | 101 60 | 73 95 |
| BREST | Nantes, Tours.................... | 1,115 | 28 | 144 20 | ........ | ........ |
| BREST | Nantes, la Roche-sur-Yon.......... | 988 | 28 | 102 30 | ........ | ........ |
| BRUXELLES | Paris (viâ Quevy)................ | .......... | .......... | 146 80 | 100 20 | 72 90 |
| LONDRES | Southampton, le Havre............ | .......... | .......... | 149 40 | 108 50 | 78 25 |

**GARE DE PIERREFITE-CAUTERETS.** — Les omnibus des hôtels et des voitures en grand nombre attendent les voyageurs à l'arrivée de tous les trains. — Trajet, 2 heures. — Prix : 2 fr. 50. — Calèches : Prix : 10 fr.

# TARIF DES EAUX

| | Du 25 Mai au 19 Juin inclus et du 8 septembre au 4 oct. inclus. | Du 20 Juin au 7 septemb. inclus. | Du 5 octobre au 24 mai inclus. |
|---|---|---|---|
| **BUVETTES** | | | |
| Carte d'abonnement à toutes les Buvettes valables pour 25 jours. La carte peut toujours être prolongée sur une note du médecin | 7 50 | 15 » | 3 75 |
| **BAINS** | | | |
| Les **Œufs**, tournées de 5 heures matin et de 6 heures soir | 1 » | 1 50 | » 25 |
| Tournées de 7, 8, 9, 10, 11 heures matin, 2 et 3 heures soir | 1 50 | 2 » | » 25 |
| Tournées de 4 et 5 heures soir | 1 50 | 2 50 | » 25 |
| **Néothermes**, tournées de 5 heures matin et 6 heures soir | 1 » | 1 50 | » 25 |
| Autres heures | 1 50 | 2 » | » 50 |
| **Thermes**, tournées de 5 heures matin et 6 heures soir | 1 » | 1 50 | » 25 |
| Tournées de 6, 9, 10 et 11 heures matin, 2, 3 et 5 heures soir | 1 50 | 2 » | » 25 |
| **La Raillère**, tournées de 5 heures matin, de 2 et 3 heures soir | 1 » | 1 50 | » 25 |
| Tournées de 6, 7, 10 heures matin, 4 et 5 heures soir | 1 50 | 2 » | » 25 |
| Tournées de 8 et 9 heures matin | 1 50 | 2 50 | » 25 |
| **Pauze-Nouveau**, **Pauze-Vieux**, **Le Bois**, **Le Pré**, tournées de 5 heures matin, 2 et 3 heures soir | 1 » | 1 50 | » 25 |
| Autres heures | 1 50 | 2 » | » 25 |
| **DOUCHES** | | | |
| Les **Œufs**, **César**, **Néothermes**, tournées de 5 heures matin et 6 heures soir | 1 » | 1 50 | » 50 |
| **Œufs** et **Thermes**, de 6 heures matin à 3 heures soir et de 5 à 6 heures soir | 1 50 | 2 » | » 50 |
| Autres heures | 1 50 | 2 50 | » 50 |
| **Pauze-Nouveau**, **Pauze-Vieux**, **Le Bois**, **Le Pré**, **Néothermes**, de 7 heures du matin à 6 heures du soir | 1 50 | 2 » | » 50 |
| Bains de pied (Thermes, Néothermes) | » 45 | » 70 | » 20 |
| Bains de siège à épingles | 1 » | 1 50 | » 50 |
| Inhalation et pulvérisation | 1 » | 1 50 | » 50 |
| Bains de piscine | 1 » | 1 50 | » 25 |
| Douches ascendantes | » 50 | » 75 | » 50 |

Paris — Typ. A. PARENT, A. DAVY succ, rue Monsieur-le-Prince, 31.

# PUBLICATIONS

**DE LA LIBRAIRIE ADRIEN DELAHAYE ET E. LECROSNIER**

---

**Traité d'anatomie descriptive**, avec figures intercalées dans le texte, pa PL.-C. SAPPEY, professeur d'anatomie à la Faculté de médecine de Paris, etc 3e édition entièrement refondue. 5 vol. in-8, 1876-77.................. 60 fr

Cartonné.................................................. 65 fr

Quelques exemplaires sur papier vélin............................... 80 fr

**Traité d'anatomie pathologique**, par le docteur LANCEREAUX, professeu agrégé à la Faculté de médecine de Paris, médecin des hôpitaux, etc. Tom Ier, Anatomie pathologique générale. 1 vol. avec 267 figures intercalées dan le texte.................................................. 20 fr

Cartonné.................................................. 21 fr

— Tome II, Anatomie pathologique spéciale, Anatomie des systèmes: 1° sys tème lymphatique. 1 vol. in-8 avec 179 figures intercalées dans le texte 25 fr

**Anatomie descriptive et dissection**, contenant un précis d'embryologie, la structure microscopique des organes et celle des tissus, par le docteur J.-A FORT, professeur libre d'anatomie et de chirurgie, etc. 3e édition revue e augmentée. 3 vol. in-8 avec 1227 figures intercalées dans le texte..... 30 fr

**Leçons d'anatomie générale sur le système musculaire**, par le docteu RANVIER, professeur d'anatomie générale au Collège de France, etc., recueil lies par J. Renaut. 1 vol. in-8 avec 96 figures intercalées dans le texte. 1880 Broché.................................................. 12 fr

Cartonné.................................................. 13 fr

**Manuel d'anatomie**, par le docteur FORT. Deuxième édition du résumé d'ana tomie, revue, corrigée et augmentée. 1 vol. in-18 de 824 pages avec 15 figures dans le texte. 1875.................................. 7 fr. 50

**Anatomie pathologique de l'œil**, par le docteur PANAS, professeur de cli nique ophthalmologique à la Faculté de médecine de Paris, etc., et le doc teur A. REMY. 1 vol. in-8 avec 26 planches, dont 6 en chromolithogra phie. 1879.................................................. 12 fr

**Éléments d'anatomie comparée des animaux invertébrés**, par le profes seur TH.-H. HUXLEY, membre de la Société royale de Londres. Ouvrage traduit de l'anglais par le docteur G. DARIN, avec une préface, des notes et un chapitre sur les principes de la biologie, par le professeur GIARD. 1 vol. in-18 avec 156 figures intercalées dans le texte.................. 6 fr.

**Curabilité et traitement de la phthisie pulmonaire**, leçons faites à la Faculté de médecine par S. JACCOUD, professeur de pathologie médicale à la Faculté de Paris, etc. 1 vol. in-8, 10 fr., cartonné.................. 11 fr.

**Traité de pharmacie galénique**, par E. BOURGOIN, professeur à l'Ecole supérieure de pharmacie de Paris, etc. 1 vol. in-8 avec 89 figures intercalées dans le texte.................................................. 16 fr.

Cartonné.................................................. 17 fr.

**Éléments de pathologie exotique**, 1° Maladies infectueuses. 2° Maladies des organes et des appareils. 3° Animaux et végétaux nuisibles, par M. NIELLY, professeur d'hygiène et de pathologie exotique à l'Ecole de médecine navale de Brest, etc. 1 vol. in-18 avec 29 figures dans le texte....... 10 fr.

**Conférences thérapeutique et clinique sur les maladies des enfants**, par J. SIMON, médecin de l'hôpital des enfants malades etc. 1 vol. in-8 7 fr.

**De l'oreille. Anatomie normale et comaprée, embryologie développement, physiologie, pathologie, hygiène pathogénie et traitement de la surdité**, par le docteur GELLÉ. 1 vol in-8 avec figures dans le texte. 5 fr.

**Leçons de thérapeutique**, faites à la Faculté de médecine de Paris, par A. GUBLER, professeur à la Faculté de médecine de Paris, etc., recueillies et publiées par le docteur LEBLANC, 2e édition. 1 vol. in-8. 1880........ 10 fr.

**Clinique médicale**, par le docteur GUENEAU DE MUSSY, médecin de l'Hôtel-Dieu membre de l'Académie de médecine, etc. 2 vol. in-8............ 24 fr.

**Traité pratique des maladies du larynx, précédé d'un Traité complet de laryngoscopie**, par le docteur CH. FAUVEL, ancien interne des hôpitaux de Paris. 1 vol. in-8, avec 144 figures dans le texte et 20 planches, dont 7 en chromolithographie. Broché.................................. 20 fr.

Cartonné.................................................. 21 fr

**Leçons cliniques sur les maladies du cœur**, professées à l'Hôtel-Dieu de Paris par M. BUCQUOY. 4e édition, 1 vol. in-8 de 170 pages, avec figures dans le texte, cartonné en toile 1873.................................. 4 fr.

---

Paris. — Typ A. PARENT, A DAVY Succr r. Mr.-le-Prince 29-31.

www.ingramcontent.com/pod-product-compliance
Ingram Content Group UK Ltd.
Pitfield, Milton Keynes, MK11 3LW, UK
UKHW020438220726
13923UKWH00005B/2203

9 782019 642433